THIS BOOK BELONGS TO:

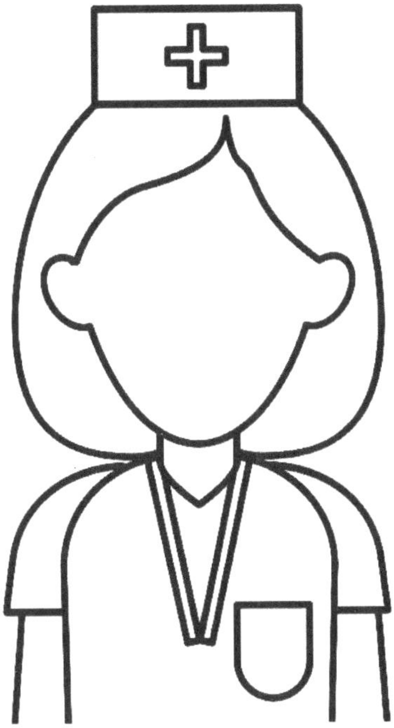

www.ingramcontent.com/pod-product-compliance
Lightning Source LLC
Chambersburg PA
CBHW070416220526
45466CB00004B/1431
* 9 7 8 1 6 9 7 1 5 9 8 6 8 *